Graziely Souza

FIBRO MIAL GIA

Uma Jornada Empírica

FIBROMIALGIA, UMA JORNADA EMPÍRICA

"Viver é extremamente tolerável"
Clarice Lispector

GRAZIELY SOUZA

FIBROMIALGIA, UMA JORNADA EMPÍRICA

Contato

E-mail: Contato.publinsta@gmail.com

GRAZIELY SOUZA

À minha avó Levina Alcides, que eu amava chamar de minha Lelezinha e que, quando penso em minha hipótese de que ela também poderia ter tido fibro, isso me conforta porque está descansando agora. In memoriam.

E, especialmente ao meu digníssimo marido, Bruce Everton S. e Silva, que sempre me incentiva a seguir meus anseios mais profundos, e apoia todos eles, além de ser um ótimo companheiro de luta contra a fibromialgia. Eu te amo com um amor inexplicável!

Sumário

GRAZIELY SOUZA

Capítulo 1

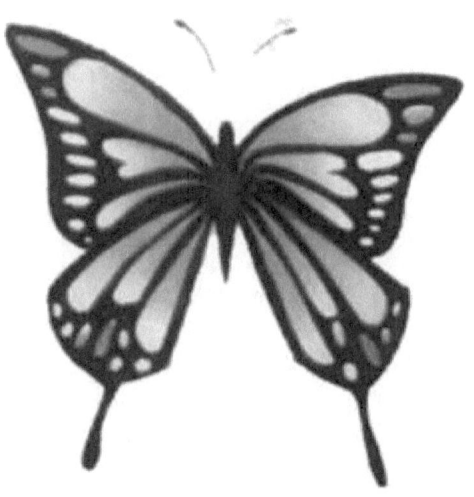

GRAZIELY SOUZA

Introdução

Este livro tem o objetivo de levar conhecimento sobre o que é a fibromialgia, tanto nos termos técnicos da síndrome, quanto no que tange ao intrínseco de seu significado abstrato e, simultaneamente físico, que se demonstram por meio do corpo, da psique, do estado emocional enfim, de toda a vida dos pacientes fibromiálgicos.

Além disso, espero muito profundamente que, com esta obra, consiga expressar, por métodos simples, os sentimentos que permeiam minha história com a fibromialgia, de forma a conectar-me com todos os leitores, que buscam não apenas respostas, mas representatividade, senão, ao menos um lenitivo em saber que não estão sozinhos, e que existem outras pessoas que conhecem tão de perto seus sofrimentos, dramas, lutas e também suas vitórias. Mais que isso, unir-me com aqueles que anseiam por uma compreensão mais ampla, para que, por meio do conhecimento, possam acolher e entender, e assim serem capazes de ajudar aos seus entes queridos ou amigos que, porventura, também sofram deste mal.

Esse é o livro sobre minha luta, e de vários outros pacientes, que também sofrem sem uma resposta, sem compreensão e sem conhecimento específico.

Mesmo preenchendo o segundo lugar como a doença reumatológica mais frequente, a fibromialgia enfrenta o desconhecimento, tanto em meio à população, como pelo corpo profissional de saúde. Fato que culmina na morosidade de um diagnóstico assertivo e também na dificuldade que os próprios fibromiálgicos encontram em suas buscas, de consultório em consultório, por um atendimento que lhes satisfaçam em suas demandas salutares.

Por essa razão, é extremamente necessário o conhecimento proposto, além de se abrirem caminhos para novas pesquisas científicas nesse sentido. De outra forma, incontáveis situações problemáticas são passíveis de ocorrer, como os preconceitos que a permeiam, e a desqualificação dos profissionais de saúde com relação a essa síndrome.

Mesmo assim, prefiro pensar que não há culpados, afinal a ciência está para nós, e cabe-nos usá-la para benefício próprio. Por isso, decidi escrever uma história de sofrimento, mas também de luta, pois apesar de receber o tão desejado diagnóstico tardiamente, sou grata por tê-lo recebido.

Epidemiologia

A fibromialgia é a segunda doença reumatológica que mais afeta a população brasileira, perdendo estatisticamente apenas para o reumatismo. Quase 3% possui a síndrome, que acomete em maior parte às mulheres, sendo que quase metade delas têm entre 35 e 44 anos de idade.[1]

Essa estatística confere 3 pacientes a cada 100 pessoas, fato que torna- se obsoleto quando afirmo, com propriedade, que conheço pelo menos sete pessoas a contar comigo mesma, que são portadoras da

---

[1] (SENNA et al., 2004).

recentemente, expondo suas lutas contra a fibromialgia.

Isso é algo realmente muito triste, assim como no caso de cada um de nós, mas se olharmos para o lado positivo, perceberemos que o conhecimento e a exposição do assunto estão sendo colocados à mesa, também graças a essa influência dos artistas fibromiálgicos.

Sintomas

A dor crônica musculoesquelética difusa caracteriza o sintoma principal, seguida pela fadiga crônica e distúrbios como insônia e sono não reparador, além de parestesias dos membros (formigamento nos braços e pernas); rigidez articular, que se intensifica pela manhã ou ao levantar após um período em repouso; edemas corporais (inchaço); distúrbios cognitivos como o chamado nevoeiro, que leva à perda de memória momentânea e à falta de concentração; a hiperalgesia, que é o aumento da intensidade da dor; alodinia, uma hipersensibilidade a estímulos que normalmente não são agressivos, tendo em destaque a dor ao toque sobre a epiderme.

Podem ocorrer também depressão e ansiedade. Junto a esses sintomas, o paciente também sofre devido a outros acometimentos, como a síndrome miofascial (mio = músculo, fascia = componente anatômica relacionada aos músculos), síndrome da fadiga crônica, síndrome uretral e a síndrome do intestino irritável.

Tal conjunto de sintomas pode culminar em incapacidade funcional, o que reforça e justifica os projetos de lei sugeridos em alguns municípios do país, dos quais asseguram obrigatoriedade de atendimento preferencial a esses pacientes, e a inclusão do símbolo mundial da fibromialgia nas placas que indicam esse benefício, fixadas em estabelecimentos e localidades públicas, sendo que a identificação é feita por meio de um cartão e distribuído gratuitamente pelo Poder Executivo Municipal.[5]

(Solicite na prefeitura da sua cidade quando houver a lei, ou ainda, converse com vereadores para sugerir a criação dessa lei em seu município)

---

[5] LEI Nº 6.227, DE 17 DE SETEMBRO DE 2019

O Desafio do Diagnóstico

Apesar de ter quase todos os sintomas desde a infância, apenas na fase adulta é que comecei a encará-los como algo patológico, mais pontualmente aos 26 anos, quando há tecnologia suficiente para que o conhecimento científico já estivesse maduro com relação a fibromialgia, e não está.

A doença agrava-se, geralmente, aos 25 anos de idade, e ocorre majoritariamente em mulheres, conforme mencionado, pelo menos são elas as que mais recorrem à medicina e também se queixam com maior frequência dos sintomas.

A fibromialgia é diagnosticada sob imensa dificuldade, já que apesar de ser pesquisada há décadas, não se chegou a um critério conciso quanto ao diagnóstico, nem há ainda exames próprios para ela.

Existem alguns métodos que se mostraram pouco eficientes na tentativa de se chegar a uma conclusão mais satisfatória do que aquela da exclusão de outras doenças, sendo um deles o **Questionário de Impacto da Fibromialgia**, o chamado **QIF**.

Nele há perguntas referentes aos sintomas e seus respectivos tempos de duração, sendo que, para cada resposta há um determinado valor numérico correspondente e, após isso, é realizado um cálculo envolvendo estatística, que é o padrão utilizado pelos médicos no auxílio desse diagnóstico que, diga-se de passagem, é adquirido com embasamento apenas no relato do paciente, ou seja, desprovido de testes de qualquer outra natureza além dessa anamnese clínica, fato que torna o diagnóstico impreciso, já que o paciente, em grande parte, está exposto às suas próprias incertezas, principalmente levando- se em consideração a gama de sintomas da fibromialgia que podem ser facilmente confundidas com outras patologias ou, na pior das hipóteses, ser ignorados pelos próprios pacientes no momento dessa anamnese, não recebendo assim a atenção devida, como é o que ocorre de fato em muitos casos.

Este último é importante para compreendermos outro fenômeno dessa doença, que é a epidemiologia majoritariamente feminina, como supramencionado. Fato que pode ser explicado a partir da hipótese de que os homens preocupam- se menos com a própria saúde, não se atentando aos sintomas e, por isso mesmo, deixam de buscar ajuda médica.

Outro recurso usado para a obtenção do diagnóstico e que, contudo, encontra-se obsoleto devido a particularidade da expressão da síndrome nos diferentes pacientes, é o denominado **Tender Points**, que consiste na pressão mecânica exercida pelo médico, usando as pontas dos seus dedos, sobre os pontos de dor em regiões específicas do corpo do paciente.

Para este exame, de igual forma, há uma tabela indicando numerações referentes às quantidades de pontos dolorosos apresentas e, em seguida, são contabilizadas, auxiliando no processo do diagnóstico.

Pesquisas feitas a partir da causa

neuronal da fibromialgia, que pode partir de uma inflamação, apontaram a *magnetoencefalografia* como um excelente dispositivo na investigação do comportamento do sistema nervoso, em relação às respostas sensíveis aos estímulos dolorosos aplicados nos pacientes, e no caso da fibromialgia, obtiveram imagens coloridas que representavam o exagero dessas respostas, ou seja, se compararmos o fibromiálgico a uma pessoa sem a doença, enquanto ambas estiverem sendo submetidas ao exame, notaremos claramente mudanças cromáticas no ecrã do aparelho, indicando brusca divergência nos resultados do paciente, que responde com dor intensa, mesmo sendo pouco estimulado. Enquanto a outra pessoa, livre da doença, responderia proporcionalmente ao estímulo, como considerado normal.

***

O conjunto de sofrimentos físicos decorrentes da comunicação errônea do sistema (Neuronal) sensitivo- motor, que o organismo fibromiálgico estabelece em si, gera transtornos também a níveis psicológicos, porém, de maneira patológica, ou seja, diferentemente do que muitas pessoas julgam que seja, é uma consequência, e não a causa.

O resultado disso é o ciclo vicioso, em que as demandas psiquiátricas, sendo elas a depressão ou a ansiedade, influenciam as físicas e assim, ambas necessitam de um tratamento multiprofissional.

Esse fato é tão nocivo quanto a crença, há muito tempo vencida no meio científico, de que a fibromialgia é meramente psicológica, contudo, essa hipótese ainda é consideravelmente reforçada pelo senso comum, o que torna nossa luta ainda mais árdua.

Tendo em vista que as origens da fibromialgia são variadas, podendo ser congênita, adquirida por traumas como acidentes, cirurgia, parto, ou ainda, por dores emocionais, como consideram alguns profissionais. Não existem ainda, pesquisas que comprovem como se dão nenhuma dessas origens.

Dito isto, muitos pacientes, além de ter que lidar com os sofrimentos trazidos pela própria fibromialgia, precisam desgastar-se também com a falácia de que a doença é imaginária, que não há necessidade de tratamento medicamentoso, ou ainda, que é apenas uma bobagem. Isso se deve ao fato de que muitas pessoas têm extrema dificuldade em compreender aquilo que lhe é invisível.

Tratamento

Devido a sua complexidade, a fibromialgia é tratada por uma equipe multiprofissional, sendo que sua abordagem inicial se dá pela neurologia em conjunto com a reumatologia uma vez que, a disfunção neuronal é responsável pelas alterações dos estímulos sensoriais e suas respectivas respostas, que apresentam-se confusas, causando problemas em diversas localidades somáticas, como nas articulações moles (estruturas localizadas ao redor das articulações), são elas as bursas, ligamentos e tendões, as ênteses e os músculos; soma-se a estes, outros sistemas do corpo como o digestório e o urinário, por exemplo, demandando assim segmentos específicos de atenção profissional aos pacientes.

O tratamento consiste em medicamentos antidepressivos, que funcionam recaptando hormônios como a serotonina, ocitocina, noradrenalina, promovendo uma sensação de bem-estar, prazer, alegria. São estrategicamente usados no tratamento da fibromialgia como reguladores do comportamento neural, garantindo, por meio de sinapses químicas, a otimização de um maior número de recaptações.

Essas medicações devem estar aliadas a outras, como relaxantes musculares e analgésicos, por exemplo, além de diversas alternativas a serem combinadas, de acordo com as prescrições dos profissionais específicos para cada sintoma, o método sugerido por eles, e não menos importante, em consonância com o desejo do paciente, considerando-se as possibilidades alternativas não farmacológicas, podendo ser elas a acupuntura, variadas terapias, exercícios físicos menos agressivos como os aeróbicos, que demandam baixo gasto energético utilizando muito oxigênio: podem ser caminhadas, dança, hidroginástica, yoga, entre outros, sempre respeitando os limites individuais e a predisposição de cada paciente.

Além desses, é imprescindível o acompanhamento psicológico, para apoio e direcionamento nesse processo, tendo em vista que corpo e mente estão interligados, e que ainda não há tratamento específico para a fibromialgia como um todo.

Meu Diagnóstico

Quando entrei na sala do médico reumatologista, deparei-me com um senhor educado, porém sucinto em suas palavras.

- Bom dia, Graziely!

- Bom dia, Dr.!

- O que houve com você?

- Sinto muitas dores

- Desde quando?

- Desde sempre

- Onde dói?

- Tudo

- Nas articulações?

- Não

- Nunca sentiu dores nas articulações?

- Não, nunca. Minha irmã é que sente,

porque ela tem reumatis ...

- Fibromialgia

- ... tismo

- Se você tivesse dores nas articulações, poderíamos descartar a fibromialgia, e considerar reumatismo, mas o que você tem chama-se fibromialgia. Já ouviu falar?

- Já sim, pesquisei alguma coisa sobre isso.

Após o exame clínico e as apalpações dos *tender points* que, diga-se de passagem, doeram sobremaneira, saí com uma receita de antidepressivos. Ele não me deu grandes explicações além de enfatizar que, por mais que fosse estranho, o uso da medicação prescrita era importante. Nada mais.

FIBROMIALGIA, UMA JORNADA EMPÍRICA

GRAZIELY SOUZA

Capítulo 2

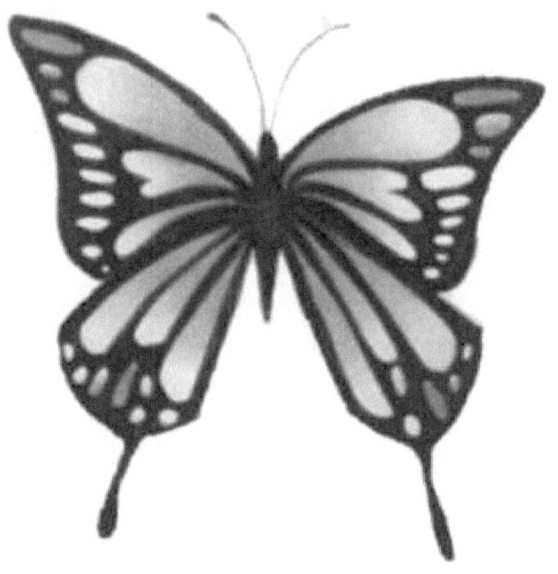

GRAZIELY SOUZA

Síndrome Da Fadiga Crônica

A câmara do descanso é uma utopia que só existe na minha imaginação e, espero muito profundamente que algum engenheiro biomédico a construa logo. Ela consiste em uma estufa, na qual o fibromiálgico deita-se, e após a mágica científica acontecer, ele sai revigorado, ainda que apenas por algum tempo. Quem dera, não é mesmo?!

***

A forma como me dei conta de que algo estava errado, aconteceu quando comecei a perceber que eu sempre estava reclamando de algo, e que não haviam motivos aparentes para justificar tais queixas, por exemplo, todas as vezes que eu dizia que estava muito cansada, aparecia alguém para refutar: "mas está cansada de que, se você não fez absolutamente nada? "A mim, restava concordar e questionar sobre as razões que me levavam a sentir exaustão daquela forma.

Mesmo com tal estranheza diante dessas situações, não era o suficiente para que eu conciliasse esses indícios a alguma coisa mais séria. Então simplesmente ignorei e preferi constatar, por conta própria, que a melhor conduta seria nunca mais reclamar "à toa".

A fadiga crônica confunde-se com a depressão uma vez que, a vontade da pessoa com fibromialgia é apenas de repousar, até que passe toda a fadiga. Mas ela é crônica, contínua, pode permanecer por longos períodos, por meses, além de ser inversamente proporcional ao esforço que fazemos para descansar. Isso devido a outros sintomas que em breve discorreremos, como o sono não reparador, a insônia e rigidez articular, ou seja, quanto mais ficamos deitados, ociosos ou dormimos, mais cansaço obtemos.

Enquanto que, se fizermos algum esforço físico, por mínimo que seja, o cansaço vai diminuindo gradativamente. Contudo, isso só ocorre se não estivermos em tempos de crise, quando nada adianta mesmo e, nesse paradoxo, se nos esforçarmos minimamente, haverá uma sensação de grande desgaste energético, tal que não nos permite realizar as tarefas mais simples do dia a dia.

O cansaço exacerbado é, junto à dor crônica musculoesquelética difusa, o sintoma que mais se destaca, sendo que ambos causam prejuízos à rotina dos pacientes, e ocorrem sem motivos aparentes, ou seja, não é preciso submeter-se a qualquer atividade ou esforço físico para desencadeá-los.

Cabe salientar que, é importante respeitar os limites de cada paciente, por exemplo, descansando ao realizar qualquer atividade que lhe desgaste, sempre que julgar necessário.

Dor Crônica Musculoesquelética Difusa

Dói. Doem músculos, ossos, articulações. Dói literalmente na pele e, até na alma às vezes dói também.

A estrutura musculoesquelética trata-se dos músculos aderidos aos ossos. Quanto a dor, é difusa porque se dissemina por todas as partes do corpo, sendo difícil descrever onde exatamente é o foco da dor; crônica porque

44

conta uma história contínua, linear e cotidiana, embora dificilmente seja mensurável.

É válido dizer que, cada paciente sente-na de uma forma peculiar, isso é regra para a maioria dos sintomas, principalmente, para a dor musculoesquelética. No meu caso, percebo que ela vem sorrateira, como quem não quer nada, incorporando-se lentamente, subindo, crescendo, doendo.

Há uma analogia que sempre digo ao tentar explicá-la:

Imagine que estamos mergulhando um membro do corpo em um recipiente contendo gelo. Após aguardar por um tempo considerável, que sensação teremos? Bom, eu mesma não posso falar por uma pessoa que não tenha fibromialgia, porque sempre tive. Por isso deixei a quantidade de tempo de imersão à vossa imaginação.

A sensação pode ser comparada a uma dor anestésica, com intensidade não tão forte que eu precise tomar medidas drásticas, e nem tão fraca que não me incomode sobremaneira, aliás, o incômodo dessa dor consiste mais em demorar-se e ser lenta do que por qualquer outra coisa.

Podemos tentar mensurá-la a partir de outra situação, quando se amarra um garrote no braço, se este permanecer por tempo maior que o desejável, ocorre obstrução da circulação sanguínea, causando dor.

Ou ainda, não menos característico para a definição dessa dor, é o que ocorre quando dormimos em cima do braço, apoiamos o peso de parte do corpo sobre este membro, por longas horas durante sono, e depois temos que lidar com uma dor maçante por algumas horas.

Em todas essas alusões, sente-se um incômodo por certo período de tempo, que vai abrandando no decorrer do dia. A diferença é que, na dor crônica musculoesquelética difusa, é difícil localizar a região exata em que se sente a dor; por ser persistente; e também por não necessitar de um vetor desencadeador.

Cada pessoa é um universo em si, e cada organismo reage às adversidades e estímulos externos de diferentes formas, podendo haver variações nas respostas com relação ao próprio comportamento, isso se deve à subjetividade dos fatores, que podem ocasionar outros sintomas, como a depressão e a ansiedade, por exemplo, podendo também ser explicados de muitas maneiras, com maior ou menor intensidade, ou tempo de duração.

Há vários relatos de dores agudas, a ponto dessas pacientes serem internadas no hospital e medicadas com morfina, por exemplo. Pessoas que, no limiar da dor, submeteram-se a crises convulsivas resultantes de uma quantidade exacerbada de medicamentos ingeridos, como uma frenética busca por socorro e alívio imediato de sua dor. Outras, mal conseguem levantar- se da cama, ou recorrem aos prontos atendimentos, sendo que nem sempre conseguem um resultado satisfatório.

As experiências vivenciadas são algo que só quem participa delas é capaz de compreender e, talvez, explicar. Por isso, nem sempre as pessoas acreditam que essa dor é real, fato que causa irritação e frustração no paciente, podendo agravar ainda mais a doença.

***

Grande parte das histórias que tenho para relatar, sem dúvida, são de antes de obter o diagnóstico, devido à demora e ao meu desconhecimento anterior. Uma delas, e também das mais tristes, se deu no hospital em que eu costumava fazer consultas de rotina. Era um dia comum e eu estava dentro do ônibus, indo do trabalho para casa, quando senti uma dor já recorrente no braço, que se confundia com parestesia (formigamento, dormência, pressão), como aquela supramencionada. Dessa vez, decidi não prosseguir com o trajeto normal, e fui ao hospital.

O médico especialista em ortopedia para o qual fui encaminhada, ao ouvir minhas queixas confusas sobre dores e formigamentos, e sem saber dizer onde exatamente doía, riu aconselhando-me, ironicamente, que retornasse para casa, porque nada poderia ser feito, já que não havia nenhum sintoma claramente definido, e que nem eu mesma sabia o que eu estava fazendo ali.

Sem receber sequer um exame ou atenção digna, acatei aquela sugestão com extrema vergonha e, em parte, concordando com ele em ponderar que talvez eu estivesse mesmo um tanto perdida em minhas dores.

Hiperalgesia

Nada como começar falando sobre a minha infância, que foi quando mais senti, literalmente na pele, tanto a hiperalgesia quanto a alodinia tátil. Essa dupla causou-me uma ansiedade que só na fase adulta descobri que tinha.

Hiper, significa muito, enquanto *algesia* é dor, tem-se logo, a Hiper- Algesia, que é o aumento exagerado da dor a partir de um estímulo doloroso qualquer. Lamentavelmente, há uma tradição muito difundida pelas gerações antecessoras, visto que ainda ocorre no seio de muitas famílias contemporâneas, o fato de que os pais e responsáveis pelas crianças, costumam recorrer à violência física, agredindo-as, sob pretexto da admoestação. Tal feito já é substancialmente cruel em si, todavia, se adicionarmos o fator hiperalgesia ou alodinia tátil como uma realidade na saúde dessas crianças, além de fazerem parte dos 3% da população portadora da fibromialgia, ainda teremos outro problema, que supera o social e abrange o âmbito salutar, tanto psicológico quanto físico, dessas crianças.

***

Tudo em mim doía muito, e com maior intensidade, se comparado às outras crianças, sentia todas as dores por muito mais tempo, e às desistia ou recusava algumas brincadeiras, sem saber ao certo por quê. Como não havia diagnóstico, nem sequer um discernimento dos sintomas, o máximo que podíamos observar naquela época, é que eu era uma criança que demorava mais do que as outras para se recuperar das quedas, por exemplo; que eu era dramática, chorona, reclamava de tudo e era preguiçosa.

Rigidez Articular

Pela manhã é quando mais ocorre, devido ao longo tempo sem a cinemática das articulações, que vão enrijecendo com o tempo fora de uso. Em contrapartida, quanto mais movimento, menos rigidez, o que reflete também no segundo sintoma principal, que é a fadiga crônica. Eis então o paradoxo da fibromialgia, quanto mais exercício, mais descanso, ou então, vendo por um ângulo menos complexo, quanto menos nos movimentamos por causa da fadiga física e mental, e das dores, pior nos sentimos.

Por isso, é indicado pelos médicos, a prática de atividades físicas regulares, para que não se crie um ciclo vicioso, tendo sempre em consideração que devem ser respeitados todos os limites de cada paciente, com suas percepções intrínsecas, características individuais, especificidades, e formas de receber e gerenciar as diversas situações da vida.

Ao se exercitar, é importante ir somente até o ponto que não irá levar ao agravo do problema, ou servir como gatilho para novos episódios sintomáticos, e culminar em crises. Isso sugere um acompanhamento psicológico como apoio no direcionamento das atividades e de todo o tratamento em geral.

Alodinia Tátil

Quando morava com a minha avó materna, éramos engraçadas, porque ela sempre me cutucava só para ouvir eu reclamar que doía, e, todos os dias, observava como minha sensibilidade ao toque era diferente. Não bastasse isso, incansavelmente, ela também gritava chamando pessoas para ver, e dizia: olha isso fulana, quando encosto ela grita, quer ver? Eu era inocente a ponto de não conciliar essa dor com um sintoma ou algo incomum, para mim, era no mínimo estranho, um tanto vergonhoso e extremamente irritante, mas apenas isso. Foi só aos 24 anos de idade que fui aconselhada a procurar por ajuda médica.

O diagnóstico hipotético veio pela primeira vez por meio de uma enfermeira que estudava comigo, e percebeu que eu tinha essa sensibilidade, sugerindo assim, que eu pudesse ter fibromialgia também, e foi certeiro.

***

É uma enorme tentação a vontade de dizer que esse é o pior dos sintomas, mas como é perceptível ao longo dos relatos, também considero assim quase todos os outros.

A alodinia, em geral, é uma resposta dolorosa ou hipersensível quando não há estímulos suficientes ou correspondentes para tal reação. Na fibromialgia, o tipo que ocorre com maior importância é a alodinia tátil, que consiste em dor exacerbada, podendo ser provocada involuntariamente, ou por um simples toque na pele, seja do vento, das roupas, lençóis, dos afetos físicos como o abraço; ao encostar em superfícies, mesmo que com pouca força ou pressão; também ao correr ou pular quando se tem camadas extras de tecido adiposo (gordura localizada) que, em movimentos bruscos, também repercutem em dor.

Nesse sintoma, a dor não permanece após o toque, apenas dói enquanto se está sendo tocado ou alguns minutos após, salvo quando há um trauma maior, como um atrito brusco, ou quando se aplica força ou pressão.

Sua causa deve-se a uma disfunção neuronal, em que há falha de comunicação entre os captadores sensitivos e seus receptores, que por sua vez responderão com uma ação motora de proteção, ou com um aviso, que é a dor, na tentativa de reduzir os possíveis danos para o corpo, ou seja, quando qualquer pessoa toca uma superfície muito quente ou muito fria, por exemplo, rapidamente afasta-se, como resposta motora ao estímulo nocivo, para que sejam evitadas queimaduras ou outro prejuízo ao bem-estar da pessoa. Ao receber um estímulo agressivo, o sistema nervoso, em condições normais, responde com um impulso doloroso para se defender, (assim, a pessoa tende a não repetir a ação que lhe causador) mas quando há alodinia, esse mecanismo ocorre mesmo quando recebe um estímulo não doloroso, essa resposta é de aviso para que o corpo se proteja de um perigo que na realidade não existe, gerando uma dor extremamente repetitiva e desnecessária.

Ao explicar ao reumatologista onde dói, me peguei teimando com ele que é na pele, enquanto ele afirmava que não era, explicando que ao exercer pressão entre dois *pontos de dor (tender points*, por exemplo, na região articular do cotovelo e, simultaneamente, na articulação radiocarpal (entre a mão e o antebraço), gera dor por todo o antebraço.

O fato de que ele pressionava com determinada força as citadas articulações para exemplificar, enquanto discorria sobre isso, me fez sentir tanta dor, que fui capaz de não discordar, para que, dessa forma, ele parasse, tanto de apertar quanto de falar algo que eu não concordava por motivos empíricos, ou seja, não era condizente com o que de fato eu sentia, mas que eu não saberia, e nem conseguiria explicá-lo naquele momento. Para mim, a dor não é na epiderme mesmo, como ele disse, mas certamente é na pele, quer seja na derme ou um pouco mais profundo, a nível de tela subcutânea, pelo menos é onde se manifesta a sensação dolorosa.

Essa técnica não faz sentido porque, como falado anteriormente, os *Tender Points* não são os mais indicados para o diagnóstico da fibromialgia. Além disso, quando há alodinia tátil, qualquer região somática que seja revestida por pele, sofre se tocada, independente de estímulos das articulações.

***

Como o toque de uma pena, que suavemente percorre o corpo, a dor da alodinia se mostra. Até mesmo a própria expectativa de ser tocado, independentemente da força e intensidade, dói. Mesmo que de forma indireta, ocorre uma reação em cadeia quando a expectativa gera ansiedade, e a ansiedade, o agravo da dor. Por isso, a alodinia pode causar fobia de multidão, além de outros problemas, como exclusão social e apatia aos afetos, sugerindo assim uma forma preventiva contra dor.

Na infância e durante toda a adolescência, a alodinia aparecia de forma intercalada, ou seja, ora doía com maior intensidade, ora com menor intensidade, e eu poderia até passar alguns meses sem senti-la ou até mesmo esquecê-la.

Ansiedade

Pode ser desencadeada por diversos fatores, e possui várias maneiras de manifestar-se, de acordo com as características e histórico pessoal e clínico do paciente. Em um contexto geral, a ansiedade é um transtorno muito recorrente que causa intenso desconforto, além da sensação de que o coração está saindo do peito. Ela influencia diretamente no convívio social e nos relacionamentos interpessoais do paciente. Requer tratamento psicológico e uso de ansiolíticos sob prescrição médica.

Em pacientes fibromiálgicos, é comum alternar com a depressão ou concomitante a ela. É indicado que, ao entrar em uma crise, o paciente procure por lugares tranquilos, sem muito barulho, com o menor número de pessoas possível, acompanhado por alguém que saiba como acalmá-lo nessa situação e, após isso, é imprescindível buscar ajuda profissional.

Depressão

"Algumas vezes, nos encontramos sós e isolados do mundo, num mofado quarto escuro em que nos forçamos confinar. Não poucas as chances perdidas, vivências, muitos amores perdidos, pessoas, daquelas que ainda vivem lá fora, daquelas corajosas que arriscam seus próprios corações, mentes, conceitos, suas percepções, forças, seu caráter, essência, valor, tudo. Quem vive no mundo do lado de fora do quarto úmido, vive sua verdade, sofre e muito, chora, tem saudades, raivas, amores, mas sentem alguma coisa.

Nesse quarto sombrio de sentimentos amontoados e enterrados, há um pequeno orifício, um detalhe empoeirado por causa do tempo. Olhe, põe teus olhos miseráveis nessa ponte que te liga à vida, veja como é linda, caminha sem pressa, vestida de amor, sinta seu cheiro no ar, veja seus longos cabelos dançantes no vento, põe novamente tua face na janela".[6]

***

Há dias em que me pego em um turbilhão por causa das dores, é dor aqui, é dor ali, e um mínimo esforço já configura motivos suficientes para se alojar uma dor muscular imensa, acabando com o meu sossego.

_____

[6] Nassau, Poemas – Graziely Souza, 2020

Isso culmina em um misto de sentimentos e emoções, como o cansaço emocional, que vem transferido do estado físico para o psicológico; a raiva e desânimo são bons exemplos disso. Essa difusão é extremamente perturbadora, com forte potencial para tornar-se gatilho para a depressão.

Ninguém é culpado por isso, nem mesmo o próprio paciente fibromiálgico, ao contrário, vítima de algo que não se sabe de onde vem, porquê acontece, nem mesmo se ou quando vai terminar.

***

Viver é extremamente tolerável, dizia Clarice Lispector. Entre todas as suas falas, das que conheço, identifiquei-me com essa que, durante as crises depressivas, sempre retoma a minha mente, quando não consigo compreender várias coisas, e muito menos a existência em si mesma, questões que já haviam encontrado seus lugares em meus raciocínios mais lógicos e razões, nesses dias, não fazem mais o mínimo sentido, como se eu não conseguisse mais suportar o misto de dor e fadiga que a fibromialgia proporciona.

A depressão, assim como a ansiedade, vem como uma chuva de verão, temporã, forte e passageira, que devasta tudo, corpo, mente e até a alma. O choro compulsivo vem como uma descarga de todo esse turbilhão. Necessário e doloroso, ele é o clímax da depressão e da crise fibromiálgica como um todo, despertando sentimentos sombrios e emoções latentes. Mas passa! Depois a vida segue intacta como se não tivesse acabado de moer tudo que há em nós, até mesmo os nossos pensamentos.

É importante que o tratamento com antidepressivos prescritos pelo neurologista seja administrado de forma contínua. Além disso, esses medicamentos são eficazes quanto a vários outros sintomas da fibromialgia, como a hiperalgesia, fadiga e dor crônica. Todavia, muitas pessoas questionam esse tratamento, afinal não são todos os fibromiálgicos que têm depressão, e consoante a isso, cabe reiterar o mecanismo já descrito anteriormente, sobre como ocorre tal intervenção. Os antidepressivos atuam no organismo regulando respostas motoras para estímulos sensoriais, inibindo assim a dor exagerada.

Viver é *extremamente valioso*, cada ser é um universo em si mesmo, e todas as pessoas, tanto as que possuem fibromialgia, quanto as que não a possuem, enfrentam diariamente suas lutas, têm suas dores, sua dinâmica pessoal. Cabe a cada um buscar seu alento nas coisas que lhe apraz, descobrir o que lhe faz bem, tentar sempre outra vez, e nunca desistir do seu propósito na vida. A depressão é como um tapa-olhos que nos cega, mas é temporária. Sabemos que ela termina em algum momento.

As crises de depressão são temporais, elas passam, podem demorar meses ou um, pouco mais, depende de cada situação vivida e de como cada um de nós lidamos com ela. Além disso, ter uma rede de apoio é fundamental para o êxito no tratamento, cooperando, doando compreensão, sobretudo amor, paciência e o conhecimento da doença, para que assim busquem juntos as melhores formas de enfrentamento.

É preciso fazer terapia com o acompanhamento de um profissional de confiança, aliado ao tratamento medicamentoso indicado pelo médico, também de confiança, pois isso é importantíssimo. Ademais, qualquer recurso que nos faça sentir bem e melhorar, é um santo remédio.

Síndrome do Intestino Irritável

Muitos estímulos do corpo são percebidos em forma de dor, até mesmo os viscerais, que nem deveriam ser sentidos, como o peristaltismo intestinal. O sintoma do qual discorro neste tópico é também uma síndrome, assim como a fibromialgia, ou seja, uma síndrome contida em outra. Que ótimo, não?! Não. Grosseiramente, a síndrome do Intestino Irritável engloba vários sintomas como a algesia, tanto nos intestinos, quanto no estômago; refluxo gastroesofágico, náuseas, percepção dolorosa dos movimentos digestivos, irritação intestinal, intolerância alimentar, cólica intestinal, flatulência aumentada, digestão lenta, diarreia persistente, que pode alternar com a prisão de ventre, sendo que ambas são passíveis de culminar em fissura anal, uma complicação que carece de cuidados médicos, podendo necessitar ainda de procedimento cirúrgico.

Ocorrem crises em períodos intercalados, tais que, em alguns momentos da vida, a gente até esquece que essa síndrome existe, entretanto, e, como que para compensar esses momentos de paz, os sintomas reaparecem todos ao mesmo tempo, e variam de acordo com o estilo de vida, hábitos alimentares e cuidados com a saúde.

Síndrome Uretral

Conhecida também como dor crônica da bexiga. Desde a infância não conseguíamos descobrir, junto aos médicos, do que se tratava. Às vezes, eu não podia levantar da cama e, menos ainda, andar, por causa da dor. Nenhuma medicação lograva êxito, e não se chegava ao diagnóstico.

Os sintomas da fibromialgia têm uma característica em comum, apesar de serem distintos, não possuem qualquer motivo aparente de estarem ali, não são detectados a partir de exames e são facilmente confundidos com outras patologias.

A síndrome uretral é como uma infecção urinária, porém, sem os agentes infectantes. Causa dores na parte inferior do abdome, sensação de bexiga muito cheia, micção iminente e em pouca quantidade, que é a chamada polaciúria; disúria, que é queimação, ardência, dor e desconforto ao urinar. Assim como nos demais sintomas, tem épocas de abrandamento e também de crises. Resta apenas esperar passar, afinal os incômodos persistem por, em média, uma semana.

Sono Não Reparador e Insônia

Independentemente da quantidade de tempo que se passa dormindo, há alteração significativa na qualidade do sono dos pacientes, porque estes não conseguem alcançar o sono REM - *Rapid Eye Movement*, (movimento rápido dos olhos), estágio do sono em que se atinge os sonhos e o maior nível de relaxamento muscular. Em pessoas sem a patologia, o sono REM alterna com o sono não REM, que é o mais superficial. Mas quando há o sintoma denominado sono não reparador, o paciente tem muita dificuldade para transitar entre esses dois estágios, dificultando assim a eficácia do sono em sua função restauradora e energizante.

Vale salientar que as percepções fotossensíveis, olfativas e auditivas bastantes aguçadas são características da pessoa com fibromialgia, sendo que, esta última também contribui para um sono muito superficial e, consequentemente, ineficaz.

Esse turbilhão de sintomas pode causar desconforto e perturbações do sono, ocasionando a famigerada insônia, a síndrome das pernas inquietas e a ansiedade. Nessa situação, voltamos ao bendito ciclo vicioso em que, a insônia ocasiona o sono não reparador, e este, a ansiedade, que pode culminar novamente em insônia, ou ainda, em todos coexistentes.

Parestesias dos Membros

Formigamentos ou dormência que surgem repentinamente, sem motivo algum, e também são passageiros e muito recorrentes nos membros superiores e inferiores, que podem ocorrer a qualquer momento, assim como também podem se ausentar por um período longo. Aparentemente, não culmina em agravo, nem demanda tratamento imediato.

Distúrbios Cognitivos

Fenômeno chamado fibro fog ou nevoeiro, caracteriza dificuldade de localização espacial e de senso de direção, bem como esquecimentos de curto prazo. Além disso, está presente uma exaustão mental, ligada àquela somática, advindas da lida corriqueira com os múltiplos sintomas e suas repercussões sociais, pelas quais se submetem devido a patologia, e que obviamente, pode culminar em transtornos mentais e estresse. Em cadeia, essa gama de agravos prejudica algumas funções cognitivas, como concentração e memória.

Edemas Corporais

Cientificamente considerado como apenas uma sensação de corpo edemaciado (inchaço), no entanto, é possível perceber o inchaço de fato, principalmente nas mãos e pés. Esse sintoma dificulta o uso de adereços apertados, como anéis, pulseiras e relógios. Pode haver pré-disposição a alergias cutâneas e prurido local (coceira) e o sintoma alodinia tátil corrobora para tal restrição devido à hipersensibilidade ao toque da pele.

Síndrome Miofascial

A fibromialgia é uma patologia neurológica, que repercute em diversas regiões do corpo, dessa forma, vale discorrer sobre o que chamamos de *Dor Referida*, aquela que é percebida em uma região diferente do local lesionado. Dito isso, cabe salientar o comportamento da 'dor referida' na síndrome miofascial, que também manifesta dor em diferentes regiões do corpo.

Essa síndrome caracteriza-se pela dor musculoesquelética, que nem sempre apresenta- se de forma difusa ou crônica, também pode ser aguda e pontual, ou seja, com duração e intensidade da dor aumentadas, além de vícios com relação à região afetada, pois acomete regiões musculares específicas e de forma profunda.

Não se associa a inflamações ou doenças reumatológicas, dificultando assim sua detecção por exame.

Pode causar distúrbios do sono e do humor, dificuldades motoras, vertigens, cefaleia, dores na face, costas e mandíbula, que são agravadas quando o paciente tem bruxismo. Outro fator consideravelmente importante é sua prevalência em pessoas do sexo feminino, assim como a própria fibromialgia.

GRAZIELY SOUZA

Capítulo 3

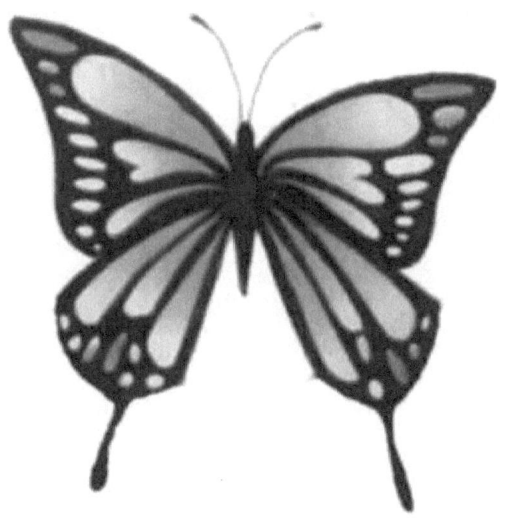

GRAZIELY SOUZA

Fibromialgia e Relacionamentos

Uma questão referente aos sintomas, que permeia tanto os próprios pacientes, quanto as pessoas que lidam com eles, consiste nas relações pessoais, principalmente por causa da a alodinia tátil, considerando- se o fato de que ela afeta a forma com que as pessoas expressam carinho, afeto e as emoções. A grande dúvida que se tem é sobre como suportamos os toques.

Cientificamente, a questão hormonal também interfere diretamente na percepção da dor e, em contrapartida, no seu abrandamento também, devido a liberação de serotonina, noradrenalina, ocitocina entre outros, conhecidos como hormônios da alegria, do prazer e a sensação de bem-estar. Quando são liberados, seus ativos sobrepõe-se a dor. Um bom exemplo disso é uma metáfora que costumo usar para sanar esse tipo de dúvida: Consiste em uma situação nostálgica que, qualquer um que tenha sido criança e brincado muito na rua, certamente também viveu, ao chegar em casa com o hálux (dedão do pé) totalmente machucado, sem perceber, e somente nesse momento é que se deu conta do que aconteceu. De igual forma, a sensação prazerosa no momento em que brincávamos de pique, é similar àquela que sentimos quando estamos com as pessoas que amamos e, magicamente, as dores não se manifestam nem mesmo com muitos estímulos, elas apenas deixam de apresentar-se, porque produzimos os hormônios da alegria em ambas as situações.

Sexo e Fibromialgia

Apesar de ser um assunto delicado, e, em muitas famílias um tabu, o sexo é algo que deve ser falado, porque contém muitas lacunas a serem preenchidas. Esse é um problema que se agrava principalmente quando relacionado a fibromialgia, porque atinge majoritariamente as mulheres, que são as maiores vítimas dos tabus.

A maioria das pacientes sentem vergonha de perguntar ou discutir obre esse tema. Isso corrobora para o aumento das dificuldades no tratamento da fibromialgia, e também a para sua própria infelicidade pessoal. Como sempre digo, o conhecimento é o primeiro passo para a cura. Por isso, conhecer seus limites e recursos ajuda a melhorar seus relacionamentos em todos os aspectos.

A alodinia tátil é uma das grandes vilãs nesse sentido, e é também o sintoma que gera mais questionamentos, exatamente por sua característica de não permitir o toque sem dor, por mais suave que seja. Como seria então a relação sexual nesse contexto?

Imagine-se em uma situação conhecida cientificamente como 'luta e fuga'. Pense que você está na rua, passeando tranquilamente, quando percebe que está sendo perseguida por um cachorro. Então, seu sistema simpático é ativado, e inicia-se uma reação de luta e fuga, que impulsiona você, sem pensar muito antes de agir, a correr freneticamente, até encontrar um abrigo seguro, e ter certeza que o cachorro desistiu. Depois de se acalmar, respirar fundo e verificar que realmente já está tudo bem, você começa a reparar que algo não está certo, você se machucou, está toda ralada e nem sentiu na hora em que aconteceu. Isso foi possível porque o seu organismo é tão inteligente a ponto de estabelecer prioridades, sem pedir a sua opinião, ele simplesmente tomou uma decisão de emergência e a executou tempestivamente, e com sucesso.

De igual forma ocorre quando estamos realizando alguma outra atividade que também demande muita liberação de adrenalina, como o ato sexual. Assim como o corpo escolheu dar ênfase para a emoção mais relevante naquele momento de fuga, também optará pelo seu momento de prazer, em detrimento das dores da alodinia, por exemplo.

Mas se o sistema é o mesmo, como o cérebro sabe diferenciar entre o medo de um cachorro e o momento da relação sexual?

Para cada emoção, são liberados tipos específicos de hormônios, então enquanto fugimos com medo de algo, os hormônios do prazer e bem-estar, como a ocitocina ou serotonina, serão inibidas, já durante a relação sexual, eles são muito estimulados, de forma que a adrenalina junto a esses hormônios, formarão uma ótima parceria contra as dores e a fadiga.

Experienciações

Confesso que tive que adicionar essa palavra ao dicionário do programa de redação, para que ela fosse aceita como as demais. Para uma perfeita finalização desse compilado, nada melhor do que tentar expressar também, qual é o sentimento que emana de nós fibromiálgicos com relação a nós mesmos, e ao mundo em redor. Talvez não consigamos explicar isso com louvor, afinal sensação, emoção, dor e sentimentos são abstratos e, como eu sempre gosto de lembrar: cada ser é um universo em si.

O termo **experienciação** foi inventado pelo caro professor Gilmar Francisco Bonamigo, ou Don Bonamigo. Em suas aulas de filosofia e antropologia filosófica na UFES, ele sempre explica o significado dessa palavra, enfatizando a diferença entre ela e a palavra **experiência**. Como sou incapaz de reproduzir sozinha suas belíssimas explicações, decidi trazer as próprias palavras do autor, com sua licença, para melhor apreciação.

"Experienciação é quando um Eu sofre um abalo sísmico em sua alma inteira ou uma acentuação ou uma confirmação acentuada de significância. Em toda experienciação é todo o Eu que entra em afecção e em movimento como mobilização total de Si. Experienciação é uma movimentação do sentido na alma por uma afecção de algum

modo ligada ao exterior. Em toda experienciação há uma afecção na ideia, o pensamento é atacado e o motor presumidamente próprio do conhecimento para. O pensamento vira os olhos para trás, fecha os e ouve o ressoar de outras significâncias. Experienciação é traumatismo na ideia, é uma fenomenologia ao inverso: é o Eu, aquele que pensa, intenciona, sente que é bombardeado por uma provocação, por um chamamento; e aí todos vão junto no Eu que é atingido. Experienciação: é quando Eu sofro a ação da vida, de uma presença do Outro e recebo o sentido dela em mim pelas reações, atitudes e discursos; é a contorção de uma afecção. Metaforicamente, experienciação é uma pancada na cabeça que tonteia o corpo todo e não foi o próprio Eu que se deu ou quis se dar a pancada: estava fora do campo de qualquer "visão" do Eu. Até *mesmo, por instantes, "o pensamento perde a noção". A dor desatina e desempodera o pensamento; e aí "dá nos nervos da alma".*

E ainda, experienciação já é a própria vida sendo vivida; não é algo que depois venha a ser "incorporado à vida" significativa. Enquanto se dá a experienciação, já vai sendo sofrida a significância e já vai sendo tecido um nó de sentido, um núcleo, que se poderia chamar um movente existencial ou ainda uma orientação moral".[7]

---

[7] Gilmar Francisco Bonamigo – Filósofo e Professor da Universidade Federal do Espírito Santo

Depoimentos

Após deleitar-se nessa belíssima descrição sobre o que é uma experienciação, finalizo com estas exposições, feitas por queridas colegas dessa luta contra a fibro, que se dispuseram a compartilhar um pouco de suas histórias, comprovando a tese de que cada ser é um universo e que a Fibromialgia se manifesta de formas personalizadas em cada paciente.

Agradeço imensamente a todas pela riquíssima contribuição.

Ana Valéria Caúla

"Novamente, estava no pronto socorro ortopédico. O médico abria meu histórico, e eu ficava envergonhada de ter tantas queixas em diferentes partes do corpo. Parecia que eu tinha culpa e aquilo era uma desculpa. Finalmente um ortopedista mais informado e complacente me perguntou: você já procurou um neurologista ou reumatologista? Acho que você tem fibromialgia.

Nunca tinha ouvido falar disso. Procurei um neurologista no outro dia e... Bingo!

A felicidade de ter um diagnóstico suplantava em muito a perspectiva do que viria *pela frente. Eu já estava num estágio de não conseguir trabalhar, dirigir, nem arcar com tarefas simples de casa. Isso faz 5 anos. Perdi a minha profissão e mais algumas coisas.*

Comecei tratamentos que não deram certo, mudei de médicos várias vezes e ainda estou em busca de um tratamento que amenize as dores, as confusões internas da minha cabeça, as dores reais que ninguém vê e desconfia ou não entende.

Tenho medo do futuro, de não encontrar o tratamento mais adequado, de que piore com a idade. As dores estão junto com a fadiga extrema, a tristeza que as vezes entra de supetão, a névoa que embaça os pensamentos. Perdi muita coisa e ainda não encontrei a porta para sair dessa angústia.

Sigo caminhando, cheia de tropeços, mas indo em frente. Esperança é a minha maior aliada".

Jaqueline Ana

"Me Chamo Jaqueline Ana, tenho 35 anos e sou portadora de fibromialgia há quase 9. Demorou um pouco mais de 1 ano para que recebesse o diagnóstico, dado por um clínico geral.

Antes foram muitas idas a vários médicos, exames... por fim, sem conseguir trabalhar e, sem recursos, até hoje não consegui pelo SUS fazer o tratamento adequado com especialista, a luta é difícil e desleal, e infelizmente sem laudo, e tratamento feito de forma precária.

Cabeleireira já há 14 anos, decidi trabalhar por conta própria para obter recursos, mas nem sempre consigo dar conta do trabalho, para mim tem sido quase impossível ter uma vida normal, se não tem trabalho, não tem dinheiro e quanto mais trabalho mais crises.

São 9 anos em que me sinto com a vida furtada, no auge da juventude, onde deveria ter força para trabalhar e construir uma vida um pouco sólida, eu não tenho conseguido avançar nesse projeto.

Ainda ter que lidar com as pessoas a minha volta que não acreditam em mim por eu não parecer uma pessoa doente, boa parte do tempo. Só um portador e as pessoas mais íntimas sabem como é quase sempre difícil sair da cama por falta de energia, pois as noites de sono não promovem o descanso necessário; e as inúmeras vezes em que se perde o movimento das pernas, dentre milhares de outros sintomas, que vão aparecendo ao longo dos anos. Apesar disso, aprendi a sorrir novamente... às vezes, quase sempre, o sorriso é uma maquiagem para toda dor e sofrimento".

Liliane Oliveira

"Sou Liliane Oliveira, de Macapá- AP. Desde 2015 comecei a sentir dores insuportáveis no corpo, muita fadiga, e ficava muito tonta no trabalho! Os sintomas foram piorando com a rotina pesada da sala de aula.

Em 2017 tive crise renal e fui ao clínico geral, a quem confessei sentir essas dores. Ele perguntou se eu tinha ouvido falar em fibromialgia. Comecei a pesquisar e ficar muito curiosa, por me encaixar em todos os sintomas.

Em 2018 fui ao reumatologista. Fizemos muitos exames para descartar problemas hormonais e outras coisas. No mesmo ano veio o diagnóstico de fibromialgia, com pregabalina e vitamina D.

A doença me faz enxergar o outro com mais empatia; sou um pouco limitada para algumas atividades, e para conviver com a doença eu procuro escrever poesias, fazer caminhadas, tomar as medicações direitinho.

Eu sou uma fibromiálgica tornando visível a invisível (fibromialgia) ".

Janaina Melegario

"Meu nome é Janaina, tenho 42 anos, sou mãe, esposa, filha, trabalhei como cabeleireira, secretária, vendedora, e já apresentava os sintomas sobre Fibromialgia há anos, mas desconhecia, achava que era tudo, menos doença, até preguiça eu achei que fosse. Me martirizei por muito tempo, achando que era falta ânimo para fazer as coisas, para concluir o que começava.

Até que, há dois anos, estava trabalhando como cozinheira, pois achava que o problema era meu, por não conseguir mais trabalhar com o público. Certa vez, fui notando minha mandíbula estalando, até que deu o último estalo, e páaaa... travou! Fiquei apavorada, pensei... dentista...

Na mesma semana, fui acordada de madrugada com dores fortes no braço, que não mexia. Pensei... enfartando!!!

Pensei de novo: enfartando do braço direito??? Loucura... passei o dia inteiro com dores fortíssimas em todo o corpo, até cabelo (couro cabeludo) doía! Enjoos, vômitos, dores fortes de cabeça...

Levada ao hospital depois de relatar tudo à médica, minha última frase a ela: - Dra., estou sabendo como a cana se sente ao ser passada na moenda, pois estou me sentindo a própria cana processada!!!

A dra. me encaminhou para medicação e depois me disse, tudo indica fibromialgia, mas procura um especialista.

Pronto, fiquei pior! Jesus, o que é isso?

Comecei exames, tratamentos, e depois de um tempo, confirmado: fibromialgia!

Achei que seria algo rápido, e que tratando acabaria.... Não.

Entrei em desespero, chorava horrores, pois foi me limitando. Achava que estava no final da vida!

Senti meu corpo travar, minhas mãos fracas, deixando as coisas caírem, a ponto de machucar, me queimar, mandíbula travada e doendo, falta de concentração, (me concentrar doía), pensar mais ainda. Quanta dor, meu Deus!

Cheguei a ficar travada na cama por umas duas semanas, mais ou menos, sem conseguir sair. Não conseguia nem fazer os tratamentos.

Aí, percebi que meu emocional estava me atrapalhando, que ele estava diretamente ligado às crises, pois não conseguia aceitar as limitações. Sempre fui muito ativa, agitada, alegre, até briguenta também.

Durante as crises aparecem manchas

amarelas em áreas sensíveis do corpo. Barulho, confusão, "muvuca" de pessoas, até festas, passaram a não fazer mais parte dos meus planos de vida.

No meu caso, não é só o emocional que me derruba, mudança de tempo abaixa minha imunidade, e aí... advinha? Fibromialgia gritaa!!! Grita alto dentro de mim, com tantas dores. O tempo foi passando... tratamentos, medicamentos, quando penso que estou bem, que as dores estão controladas, ah, ela me faz outra visita.

Só que agora não me trava na cama, me derruba por um tempo apenas (quando a crise grita). Mas os sintomas continuam, amo fazer caminhada, caminhava muito, hoje, só um pouco, e quando vou, me dá febre interna. (Achava que estava louca, até que percebi que é sintoma da fibromialgia).

As lágrimas descem sem perceber, de

tanta dor. Os músculos do rosto se contraem de tal maneira, que as lágrimas descem sem querer! Aí começam os olhares de: humm, frescura! Preguiça! Uma mulher nova dessa de graça para não trabalhar...

Me canso muito rápido, acordo cansada, às vezes, muitas vezes nem durmo, com dores! Pensar dói, olhar dói, comer dói, mãos tremulas, fracas, visão turva, intestino irritável, esquecimentos, nossa!!!

Eu estava me matando com tudo isso, achando que era tudo coisa da minha cabeça, que realmente sou preguiçosa! Aí ultrapassava meus limites do corpo, depois quase morria de tanta dorrrr em tudo! Me cuidar doía.

Me escondi de todos, acabei com o meu facebook, estava me "atazanando" a cabeça. Não consigo trabalhar com nada, e isso me estressa. Mas já tentei, e não consigoooo!!!

Até que comecei a pensar... vamos parar, não é o fim, comecei a procurar pessoas com o mesmo problema no instagram, aí comecei a ver que é tudo verdade! Não é invenção, não é preguiça... é real, e que tal ajudarmos uns aos outros?

Mesmo com dores e os demais sintomas, mesmo com lágrimas descendo, tento sorrir, para ver se ameniza um pouco. Tento ser humorada na situação.

Ah, Grazi! Tem muitos mais e mais relatos, mas não dá mais por hoje".

Sobre a Autora

Graziely Martins Silvestre Souza nasceu em 1993, em Curitiba, PR. Acadêmica de Enfermagem e Obstetrícia pela Universidade Federal do Espírito Santo. Escreve diversos seguimentos literários, sendo esta sua principal obra até o momento, devido ao seu grande objetivo com o projeto que realiza no Instagram, que é levar informação qualificada sobre a Fibromialgia, porque acredita firmemente que o conhecimento é o primeiro passo para a cura.

Para mais informações acesse o instagram:
@Grazy_ms_souza

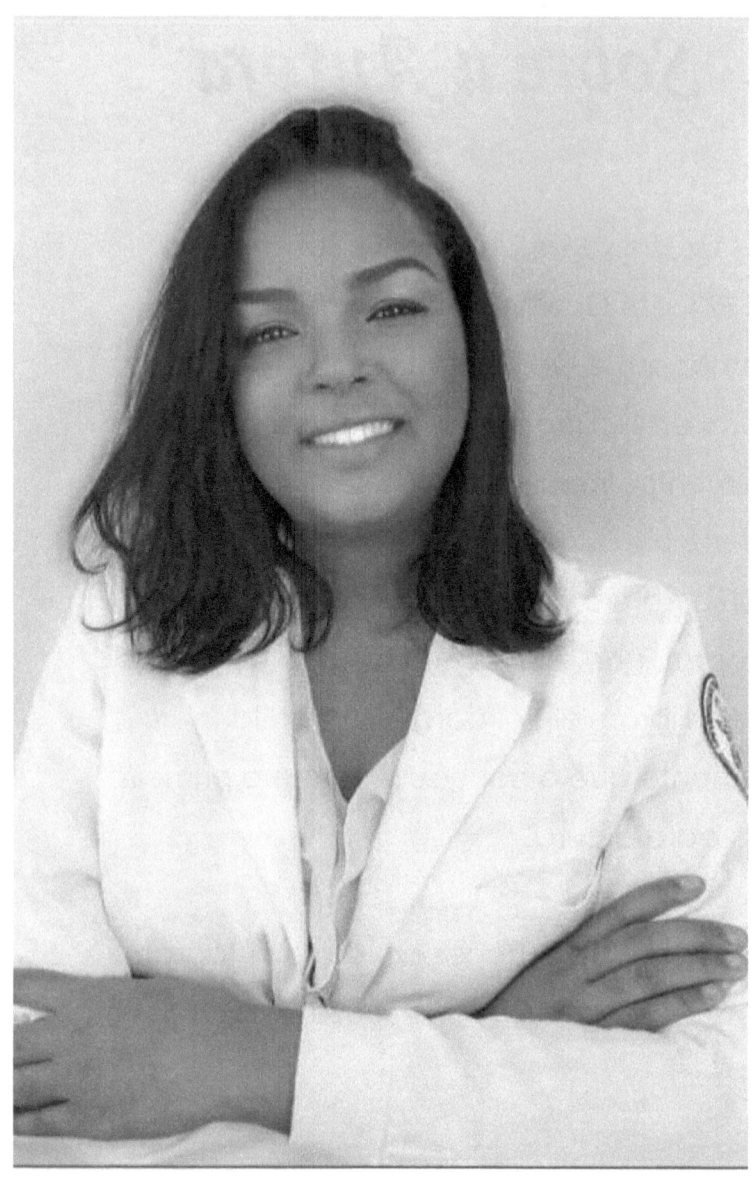

GRAZIELY SOUZA

FIBROMIALGIA, UMA JORNADA EMPÍRICA

www.ingramcontent.com/pod-product-compliance
Lightning Source LLC
Chambersburg PA
CBHW021442210526
45463CB00002B/609